Dieta Keto Para La

Pérdida De Peso

Un Libro De Cocina Cetogénico Simplificado Para

Comer Su Comida Favorita Todos Los Días Con Un

Estilo De Vida Saludable

Amelia Green - Noelia Cruz

Tabla de contenido

Introducción

Gracias por comprar *Dieta Keto Para La Pérdida De Peso: Un Libro De Cocina Cetogénico Simplificado Para Comer Su Comida Favorita Todos Los Días Con Un Estilo De Vida Saludable*

La dieta cetogénica comenzó como un plan dietético bajo en carbohidratos dirigido a reducir las convulsiones en pacientes que no respondieron a la medicación, especialmente en niños. Las dietas muy bajas en carbohidratos se han utilizado desde la década de 1920 para este mismo propósito.

Desde los años sesenta, estas dietas han sido ampliamente utilizadas para el tratamiento de la obesidad, pero también en presencia de otras condiciones patológicas como la diabetes, el síndrome de ovario poliquístico, el acné: de hecho, se observó que, además de actuar sobre las convulsiones, producían efectos positivos sobre la grasa corporal, el azúcar en la sangre, el colesterol y los niveles de hambre.

La dieta cetogénica, por lo tanto, se ha establecido cada vez más como una dieta para perder peso, que explota las consecuencias para el cuerpo de la reducción de carbohidratos y el aumento del consumo de grasas, no con fines terapéuticos, sino para estimular la pérdida de peso.

desayuno

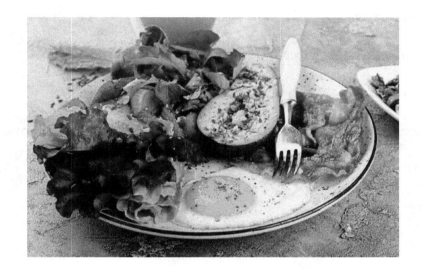

Cereal cocotero

Tiempo de preparación: 5 minutos

Tiempo de cocción: 5 minutos

Porciones: 2

ingredientes:

• 1 taza de coco, triturado o escamas

• 1 cucharadita de eritritol

• Leche sin desbastes de elección (yo uso leche de macadamia), para servir

Indicaciones:

1..Precalentar el horno a 350°F.

2.En una hoja de hornear, coloque las escamas de coco en una sola capa.

3.Hornear durante unos 5 minutos, hasta que sea agradable y dorado.

4.Deje que los copos de coco se enfríen durante alrededor de 5 a 10 minutos, luego écholos con el eritritol en una bolsa de plástico con cremallera y agite.

5.Dividir entre dos cuencos y verter en la leche no láctea.

servir.

Nutrición: Calorías: 247 Grasa total: 24g Proteína: 3g

Carbohidratos totales: 7g Fibra: 6g Carbohidratos netos: 1g

Canela "Azúcar" Cereal"

Tiempo de preparación: 5 minutos

Tiempo de cocción: 10 minutos

Porciones: 2

ingredientes:

• 1 taza de coco, triturado o escamas

• 2 cucharadas de mantequilla o ghee

• 1 cucharada de canela molida

• 1 cucharadita de eritritol

• 2 cucharadas de puntas de cacao

• Leche sin desbastes de elección (yo uso leche de macadamia),

para servir

Indicaciones:

1.Precaliente el horno a 325 ° F.

2.Traiga los copos de coco en un bol pequeño.

3.In una cacerola, agregue la mantequilla, la canela y el eritritol a fuego medio, derrita y mezcle bien.

4.Verter la mezcla en las escamas de coco, remover para mezclar, a continuación, poner las escamas de coco recubiertas en el plato de hornear.

5.Hornear durante al menos 5 a 7 minutos, o hasta que sea agradable y dorado. Revuelva los copos de coco un par de veces para tostar por todos los lados y asegúrese de que no se quemen.

6.Deje que los copos de coco se enfríen durante 5 a 10 minutos.

7.Dividir entre dos tazones, añadir las puntas de cacao, y verter en la leche no láctea para servir.

NUTRICIÓN: Calorías: 405 Grasa total: 40g Proteína: 4g Carbohidratos totales: 12g Fibra: 10g Carbohidratos netos: 2g

PAN KETO

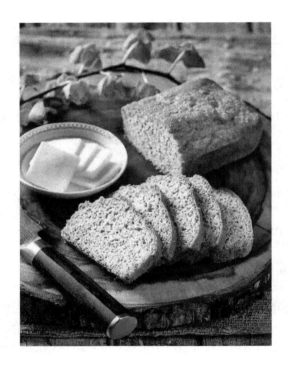

Pumpernickel Pan rápido

Tiempo de preparación: 30 minutos

Tiempo de cocción: 35 minutos

Porciones: 1 pan

ingredientes

• 1/2 taza de harina de yuca o harina de trigo integral

• 1/2 taza de agua

• 1 1/2 tazas de harina de almendras

• 4 huevos

• 1 1/2 cucharadas de cacao/cacao en polvo

• 2 cucharadas de melaza

• 1 cucharada de polvo para hornear

• 2 cucharadas de mantequilla, derretida

• 1 cucharada de azúcar moreno

• 1 cucharadita de sal

• 2 cucharadas de semillas de alcaravea

Indicaciones:

1. Añadir todos los ingredientes a la máquina de pan.

2.Smooth la parte superior de la hogaza. Elija el modo Pan

rápido y pulse Inicio. Dejar hornear durante unos 35 minutos.

3.Desconecte el pan de la máquina de pan y déjelo reposar

durante 10 minutos. ¡disfrutar!

Nutrición: Calorías 192 Grasa 5.6 G Carbohidratos 3.3 g

Proteína 4 g

Pan de arándano

Tiempo de preparación:

Tiempo de cocción: 3 horas 18 minutos

Porciones: 12

ingredientes:

- 2 cucharadas de harina de coco

- 2 tazas de harina de almendras

- 1 1/2 cucharaditas de polvo para hornear

- 1/2 taza de edulcorante de eritritol

- 5 huevos

- 1/2 taza de arándanos

- 3 cucharadas de crema batidora pesada

- 3 cucharadas de mantequilla, ablandadas

- 1 cucharadita de extracto de vainilla

Indicaciones:

1.Añadir todos los ingredientes a la máquina de pan.

2.Cierre la tapa y elija el modo pan dulce.

3. Después de que el tiempo de cocción haya terminado, retire el pan de la máquina y deje reposar durante unos 10 minutos. ¡disfrutar!

Nutrición: Calorías 175 Grasa 15g Carbohidratos 3g Proteína 6g

Pan italiano parmesano

Tiempo de preparación: 45 minutos

Tiempo de cocción: 30 minutos

Servicios: 10

ingredientes:

- 1 1/3 taza de agua tibia

- 2 cucharadas de aceite de oliva

- 2 dientes de ajo triturados

- 1 cucharada de albahaca

- 1 cucharada de orégano

- 1 cucharada de perejil

- 2 tazas de harina de almendras

- 1 cucharada de inulina

- 1/2 taza de queso parmesano, rallado

- 1 cucharadita de levadura seca activa

Indicaciones:

1.Pour todos los ingredientes húmedos en la sartén de la máquina de pan.

2.Añadir todos los ingredientes secos a la sartén.

3.Set máquina de pan a pan francés.

4. Cuando el pan haya terminado, retire la bandeja de la máquina de pan de la máquina de pan.

5.Dejar enfriar ligeramente antes de transferir a un rack de refrigeración.

6. Puede almacenar su pan hasta por 7 días.

Nutrición: Calorías: 150 Carbohidratos: 1.4g Proteína: 5g Grasa: 5g

Tocino keto y panqueques de queso

Tiempo de preparación: 10 minutos

Tiempo de cocción: 10 minutos

Servicios: 4

ingredientes:

• 1/2 taza de Cheddar triturado

• 4 Huevos, separados

• 1/2 taza de harina de almendras

• 1/2 cucharadita. Crema de Sarro

• 1/4 cucharadita. sal

• 1/4 taza de Bacon Bits

• 1 cucharada de cebolleta picada

Indicaciones:

1.Tamizar en la harina de almendras y sal.

2.Doblar en el cheddar, tocino y cebolleta.

3.Coat una sartén antiadherente.

4.Cuar la masa y cocinar durante 1-2 minutos por lado.

Nutrición: Grasa: 22 g. Proteína: 17 g. Carbohidratos: 3,6 g.

Bollos de viruta de chocolate

Tiempo de preparación: 10 minutos

Tiempo de cocción: 10 minutos

Porciones: 8

ingredientes:

• 2 tazas de harina de almendras

• 1 cucharadita de bicarbonato de sodio

• 1/4 cucharadita de sal marina

• 1 huevo

• 2 cucharadas de edulcorante bajo en carbohidratos

• 2 cucharadas de leche, nata o yogur

• 1/2 taza de chips de chocolate sin azúcar

Indicaciones:

1. Precalentar el horno a 350F.

2. Usando un tazón, agregue harina de almendras,

bicarbonato de sodio y sal y mezcle.

3.Luego agregue el huevo, el edulcorante, la leche y las virutas de chocolate. Mezclar bien.

4.Toque la masa en una bola y colóquela en papel de pergamino.

5.Rodar la masa con un rodillo en un círculo grande. Cortarlo en 8 piezas triangulares.

6.Coloque los bollos y el papel de pergamino en una hoja de hornear y separe los bollos de aproximadamente 1 pulgada más o menos de distancia.

7.Durante 7 a 10 minutos, hornear hasta que se dore ligeramente.

8.Enfriar y servir.

Nutrición: Calorías: 213 Grasa: 18g Carbohidratos: 1g Proteína: 8g

Galletas de espinacas de queso

Tiempo de preparación: 15 minutos

Tiempo de cocción: 25 minutos

Porciones: 16

ingredientes:

- 1 1/2 tazas de harina de almendras

- 150g de espinacas frescas

- 1/2 taza de harina de lino

- 1/4 taza de harina de coco

- 1/2 cucharadita de comino molido

- 1/4 taza de mantequilla

- 1/2 taza de queso parmesano, rallado

- 1/2 cucharadita de chiles en copos, secos

- 1/2 cucharadita de sal

Indicaciones:

1. Llevar agua a hervir en una cacerola.

2. Añadir las espinacas y cocinar durante 1 minuto.

3.Agregue las hojas de espinacas cocidas en un recipiente de agua fría para detener el proceso de cocción.

4.Exprimir el agua de las hojas de espinacas y drenar.

5. Procesar las espinacas en un procesador de alimentos y procesar hasta que se alcance una consistencia suave.

6.In tanto, agregue harina de almendras, harina de coco, harina de lino, comino, escamas de chile, sal y queso parmesano en el tazón y mezcle bien.

7.Añadir mantequilla suavizada y espinacas en la mezcla de harina y mezclar para combinar bien.

8.Transferir la masa a un refrigerador. Envolver en papel de aluminio y conservar durante 1 hora.

9.Precalentar el horno a 400F.

10.Retire el envoltorio de papel de aluminio y transferir la masa a una hoja de hornear forrada de papel de pergamino.

11.Top masa con una segunda pieza de papel de pergamino y enrollar la masa con un rodillo hasta que la masa sea de 1/4 de pulgada de espesor.

12.Slice masa en 16 piezas uniformes, utilizando un cortador de pizza.

13.Transferir la hoja de hornear en el horno precalentado y hornear la masa durante 18 a 20 minutos.

14. Para una textura más crujiente, ajuste la temperatura del horno a 260F y hornee durante 15 a 20 minutos más.

Nutrición: Calorías: 126 Grasa: 10.9g Carbohidratos: 1.4g Proteína: 4.5g

Pan de tortillas de coliflor

Tiempo de preparación: 6 minutos

Tiempo de cocción: 21 min

Porción: 5

ingredientes:

• 3/4 de coliflor de cabeza enorme (o dos tazas arroceras)

• 2 huevos enormes (veganos, huevos de lino secundario)

• 1/4 taza de cilantro crujiente escindida

• 1/2 cal media, exprimida y zestada

• Sal y pimienta, al gusto

Indicaciones:

1. Precaliente la estufa a 375 grados F., y forme una hoja de calefacción con papel de material.

2. Recorte la coliflor cortarlo en trozos pequeños y uniformes, y los latidos del corazón en un procesador de nutrición en grupos hasta que obtenga una consistencia similar al cuscús. La coliflor finamente arrocera debe hacer alrededor de 2 tazas prensadas.

3.Coloque la coliflor en un recipiente seguro para microondas y microondas durante 2 minutos, en ese momento mezclar y microondas de nuevo durante 2 minutos adicionales. En el caso de que no utilice un microondas, un vapor funciona de manera similar también. Detecte la coliflor en una fina tarta de queso o en una vajinera delgada y aplaste la cantidad de líquido que se pueda esperar, teniendo en cuenta para no consumirse. Se recomiendan guantes para lavar platos, ya que es excepcionalmente caliente.

4.In un tazón mediano, batir los huevos. Incluya coliflor, cilantro, lima, sal y pimienta. Mezclar hasta que todo se consolide. Utilice sus manos para dar forma a 6 pequeñas "tortillas" en el papel material.

5.Hornear durante 10 minutos, voltear cautelosamente cada tortilla y volver a la estufa para un extra de 5 a 7 minutos, o hasta que totalmente establecido. Detecte las tortillas en un estante de alambre para enfriar marginalmente.

6.Calentar una sartén de tamaño mediano en medio. Detecte una tortilla preparada en el recipiente, empujando hacia abajo un poco, y de color oscuro durante 1 a 2 minutos a cada lado. Refrito con tortillas residuales.

Nutrición: Cal: 30, Carbohidratos: 2.5 g, Fibra: 7.5 g, Grasa: 8 g, Proteína: 10g,

Pan dulce de Challah

Tiempo de preparación: 30 minutos

Tiempo de cocción: 45 minutos

Porciones: 20

ingredientes

• 1/4 taza de bayas secas

• 4 huevos

• 1 taza de proteína sin sabor

• 1/2 de ralladura de limón

• 1/3 taza de sukrin plus

• 1 cucharadita Xantana

• 1,5 tazas de queso crema

• 2 1/2 cucharaditas de polvo para hornear

• 4 cucharadas de mantequilla

• 1/3 cucharadita de bicarbonato de sodio

• 4 cucharadas de crema pesada

• 1/2 cucharadita de sal

• 4 cucharadas de aceite

•2/3 taza de proteína de vainilla

Indicaciones:

1.Añadir todos los ingredientes a la máquina de pan.

2.Seleccione ajuste de masa y pulse Inicio. Mezcle los ingredientes durante unos 4-5 minutos. Después de eso, presione el botón de parada.

3.Smooth la parte superior de la hogaza. Elija el modo Hornear y pulse Inicio. Déjalo hornear durante unos 40 minutos.

4.Desconecte el pan de la máquina de pan y déjelo reposar durante 10 minutos. ¡disfrutar!

Nutrición: Calorías 158; Grasa 13 g; Carbohidratos 2 g; Proteína 9 g

Muffins de vainilla de fresa

Tiempo de preparación: 35 minutos

Tiempo de cocción: 15 minutos

Porciones: 12 muffins

ingredientes

• 0,25 cucharaditas. sal

• 2 tazas de harina de almendras

• 0,5 taza de mantequilla sin sal y derretida

• 2 cucharaditas. Polvo de hornear, sin gluten

• 0,25 taza de edulcorante de eritritol, granulado

• 2 cucharaditas. Extracto de vainilla, sin azúcar

• 4 huevos grandes

• 0,67 taza de fresas picadas

• 0,25 taza de agua

• Cacerola mediana

• Estaño de muffin de 12 cavidades

Indicaciones

1.Use una cacerola para licuar la mantequilla y apagar el quemador.

2.Ajuste la temperatura de su estufa para calentar a 350 ° Fahrenheit.

3.Cubra las cavidades de la lata de cupcake con silicona o tazas para hornear. Establecer a un lado.

4.In un plato de vidrio, mezcle la sal, el polvo de hornear y la harina de almendras, eliminando los bultos presentes.

5.Combine el extracto de vainilla, eritritol, huevos, agua y mantequilla en el plato e incorporar completamente.

6.Por último, integrar cuidadosamente las fresas.

7.Dividir la masa uniformemente en la lata de cupcake preparado y calentar durante aproximadamente 18 minutos.

8.Espere unos 5 minutos antes de disfrutar.

Nutrición: Proteína: 6 gramos Carbohidratos netos: 2,4 gramos Grasa: 17 gramos Azúcar: 1 gramo Calorías: 122

Parmesano-Tomillo Popovers

Tiempo de preparación: 10 minutos

Tiempo de cocción: 15 minutos

Porciones: 6

ingredientes

•4 huevos

•1/2 taza de leche de coco

•2 cucharadas de harina de coco

•Sal de pellizcar

•1 cucharada de queso parmesano

•1 cucharada de tomillo fresco picado

dirección:

1.Precalentar el horno a 425F.

2.Fusionar todos los ingredientes en un bol y batir hasta que esté completamente mezclado.

3.Llene las mangas popover antiadherente 2/3 con mantequilla.

4.Hornear durante 15 minutos, o hasta que comiencen a dorar en la parte superior.

5.Enfriar y servir.

Nutrición: Calorías: 64 Grasa: 34g Carbohidratos: 2g Proteína: 3g

Pan de queso de albahaca

Tiempo de preparación: 5 minutos

Tiempo de cocción: 15 minutos

Porciones: 10

ingredientes

• Harina de almendras, dos tazas

• Agua tibia, una taza

• Sal, media cucharadita

• Albahaca seca, una cucharadita

• Media taza de queso rallado de mozzarella

• Cuarto de cucharadita. De levadura seca activa

• 3 cucharaditas. De mantequilla fundida sin sal

• 1 cucharadita. De stevia en polvo

Indicaciones

1.In un recipiente de mezcla, combine la harina de almendras, la albahaca seca, la sal, el queso mozzarella rallado y el polvo de stevia.

2.Consigue otro recipiente, donde combinarás el agua tibia y la mantequilla sin sal derretida.

3.As según las instrucciones en el manual de su máquina, vierta los ingredientes en la sartén, teniendo cuidado de seguir cómo mezclar en la levadura.

4.Coloque la sartén de pan en la máquina, y seleccione el ajuste de pan dulce, junto con el tipo de corteza, si está disponible, a continuación, presione iniciar una vez que haya cerrado la tapa de la máquina.

5. Cuando el pan esté listo, usando guantes de horno, retire la sartén de pan de la máquina. Use una espátula de acero inoxidable para extraer el pan de la sartén y gire la sartén boca abajo en un estante metálico donde el pan se enfriará antes de cortarlo.

Nutrición: Calorías: 124 Grasa: 8g Carbohidratos: 2g Proteína: 11g

KETO PASTA

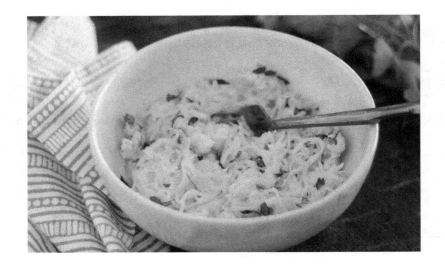

Pasta de huevo bajo en carbohidratos

Tiempo de preparación: 5 minutos

Tiempo de cocción: 5 minutos

Porciones: 2

ingredientes:

• 2 huevos

• Queso crema de 1 onza

• 1/4 cucharadita de gluten de trigo

Indicaciones:

1.Precalentar el horno.

2.In una licuadora, poner los huevos, queso crema y gluten de trigo. (Mezcla por un minuto)

3.Extender la masa en la sartén.

4.Hornear durante 5 minutos. (evitar el exceso de cocción)

5.Deja que se enfríe y luego corta en la forma que desees.

Nutrición: Calorías: 111 Grasa total: 2g Carbohidratos: 0g Proteína: 9g

Pasta baja en carbohidratos

Tiempo de preparación: 10 minutos

Tiempo de cocción: 1 minutos

Porciones: 1

ingredientes:

•1 taza de queso mozzarella bajo en humedad

•1 yema de huevo, grande

Indicaciones:

1.In un bol (seguro para microondas), ponga el queso.

Microondas durante un minuto, quitar y remover. Microondas

durante otro minuto o menos hasta que el queso se derrite.

2.Deja que el queso se enfríe para evitar cocinar el huevo. (no

por mucho tiempo)

3.Añadir la yema de huevo en el bol de queso derretido y

remover. Revuelva hasta que se forme una masa amarilla

uniforme.

4.Coloque la masa amarilla entre dos piezas de papeles de pergamino y enrollarla con un rodillo. (debe tener 1/8 " de espesor)

5.Omita el papel de pergamino superior.

6.Cortar la masa en tiras de 1/2 "de ancho. Mantenga la pasta en su refrigerador durante 6 horas.

7.Cocinar en una olla de agua a hervir. Haga esto durante 1 minuto para evitar cocinar en exceso. Retirar de la olla y escurrir el agua.

8.Deja que se enfríe y luego sirve con tu salsa favorita.

Nutrición: Calorías: 358 Grasa total: 12g Carbohidratos: 3g Proteína: 32g

Hojas de lasaña de suero de leche

Tiempo de preparación: 2 minutos

Tiempo de cocción: 25 minutos

Servicios: 8

ingredientes:

• 3/4 taza de harina de almendras

• 1 cucharada de suero aislado

• 1/2 cucharadita de sal

• 1 cucharadita de goma xantana

• 1 huevo

Indicaciones:

1. Combinar todos los ingredientes usando una espátula.

2. Una vez que se forma la masa, use sus manos para amasar la masa en una bola.

3. Dejar reposar la masa durante 5 minutos.

4. Poner una pieza de papel de pergamino hacia abajo en una superficie plana.

5. Dust el papel de pergamino con aislado de suero.

6.Enrolle la masa en 1/4 de pulgada de grosor.

7.Use una rueda de pizza para cortar varios rectángulos que

coincidan con la longitud de su plato de cazuela.

8.Prepara tus recetas de lasaña de relleno

9.Layer los bloques con el relleno.

10.Precalentar el horno a 350F.

11.Hornear durante 25 minutos.

Nutrición: Calorías 235 Carbohidratos 3 g Fibra 3 g Grasa 6 g

Proteína 6.9 g

Fideos Palmini (con ragu salchicha).

Tiempo de preparación: 5 minutos

Tiempo de cocción: 35 minutos

Servicios: 4

Ingredientes;

• 5 salchichas bratwurst, sin tripas

• 2/3 taza de queso parmesano, rallado

• 1/2 taza de perejil picado

• 1/4 taza de vino de Oporto Ruby

• Tomates enteros de 28 oz, pelados

• 3 hojas de laurel

• 1 zanahoria, de tamaño mediano y rallado

• 1 Orégano

• Fideos Palmini, 1 lata

• 1 cucharada de semillas de hinojo

• 2 cucharadas aceite de oliva virgen extra, dividido

• 2 cucharadas de ajo picado

• 1 cucharadita de escamas de pimiento rojo.

Indicaciones:

1. Calentar la cucharada de aceite de oliva en un horno holandés a fuego medio. Añadir las semillas de hinojo y bratwurst, cocinando hasta que la salchicha comience a dorar. (tarda 5 minutos)

2. Añadir la zanahoria de inmediato y cocinar con la salchicha hasta que esté completamente cocinada. (otros 5 minutos)

3. Fusionar la cucharada restante de aceite de oliva en el horno holandés. Agregue orégano, ajo y escamas de pimiento rojo y cocine durante unos 30 segundos.

4. Verter en el vino, llevándolo a ebullición. Cocine durante unos 2 minutos hasta que casi se evapore.

5. Añadir los tomates y hojas de laurel. Minimice el calor y cocine a fuego lento durante 15 minutos. (Retire las hojas de laurel)

6. Añadir los fideos y combinar bien.

7. Añadir en parmesano y perejil, removiendo durante 3 minutos.

8.Servir.

Nutrición: Calorías 253 Carbohidratos 4.7 g Fibra 2 g Grasa 6 g

Proteína 6.9 g

ravioli

Tiempo de preparación: 3 minutos

Tiempo de cocción: 2 minutos

Servicios: 8

ingredientes:

- 2 tazas de harina de almendras

- 6 tbsps. harina de coco

- 4 cucharaditas de goma xantana

- 1/2 cucharadita de sal

- 4 cucharaditas de vinagre de sidra de manzana

- 2 huevos

- 2-5 cucharaditas de agua

Indicaciones:

1.Mezclar todos los ingredientes secos juntos.

2.Batir el huevo ligeramente.

3.Verter el vinagre de sidra de manzana en el tazón de huevo

y mezclarlos juntos a fondo.

4. Mezclar lentamente la mezcla de huevo / sidra en el tazón de ingredientes secos, mezclándolo constantemente.

5.Una vez que la mezcla se mezcle uniformemente, agregue agua una cucharadita a la vez hasta que se forme una masa.

6.Envolver la masa en una envoltura de plástico y amasarla a través de la envoltura de plástico durante unos 5 minutos.

7.Sacar la masa de la envoltura de plástico y desempolvar una superficie plana con harina de coco.

8.Usando un rodillo, enrollar la masa plana y lo más delgada posible.

9.Use un cortador de galletas redondo para cortar la masa en formas redondas pequeñas, del tamaño de ravioles.

10.Asegúrese de que hay un número par de masa de corte redondo.

11.Rellenar los raviolis usando la receta "Espinacas y Ricotta Relleno de Raviolis.

12.Close los lados de los raviolis mediante el uso de un tenedor.

13. Añadir 2 cucharadas de mantequilla en una sartén hasta que esté marrón.

14. Cocine la parte superior e inferior de los raviolis durante 2 minutos cada uno.

15. Servir mientras esté caliente.

Nutrición: Calorías 344 Carbohidratos 5 g Fibra 1 g Grasa 5.4 gProteína 4 g

Fideos de algas (con pollo de sésamo).

Tiempo de preparación: 5 minutos

Tiempo de cocción: 25 minutos

Servicios: 4

Ingredientes;

•1 lb de pechuga de pollo (cortada en trozos),

•10 onzas de setas (en rodajas)

•Fideos de algas de 12 onzas

•2 tazas de brócoli

•3 zanahorias (de gran tamaño y picadas)

•1 cucharadita de aceite de oliva

•Ingredientes de la salsa;

•2 cucharadas de aceite de sésamo tostado

•3 cucharadas de semillas de sésamo

•2 dientes de ajo (picados)

•1/3 taza de aminoácidos de coco.

Indicaciones:

1.In una sartén, calentar el aceite de oliva a fuego medio.

2.Añadir las setas y freír durante unos 6 a 8 minutos.

(asegúrese de que el líquido de la seta se ha evaporado por completo)

3. Incluya el pollo, el brócoli y las zanahorias. Freír durante unos 8 minutos.

4.In un bol, añadir y batir todos los ingredientes de la salsa.

5.Incluir los fideos y la salsa a la sartén. (cocinar durante 5 minutos)

6.Sazonar el plato con sal marina.

Nutrición: Calorías 394 Carbohidratos 5 g Fibra 8 g Grasa 10 g Proteína 29 g

Pasta de coco

Tiempo de preparación: 3 minutos

Tiempo de cocción: 4 minutos

Servicios: 8

ingredientes:

• 1 huevo

• 6 tbsps. polvo de glucomanano

• 6 tbsps. fibra de avena

• 1/2 cucharadita de sal kosher

• 1 cucharada de levadura en polvo

• 2 cucharaditas de harina de coco

• 1 1/2 tazas de agua

Indicaciones:

1. Fusionar los ingredientes secos.

2. Batir el huevo hasta que esté espumoso.

3.Añadir el huevo encima de los ingredientes secos y mezclar hasta que la mezcla se convierta en un polvo fino.

4.Añadir el agua y mezclar con las manos hasta que la masa se vuelve suave, pero pegajoso.

5.Dejar reposar la masa durante 10 minutos.

6.Run la masa a través de una prensa de pasta con el accesorio de espagueti o enrollarlo con un rodillo y cortar en cintas de 1/3 de pulgada de ancho.

7.Hervir un poco de caldo de pollo y añadir la pasta.

8.Cocer durante 4 minutos y escurrir el caldo.

Nutrición: Calorías 268 Carbohidratos 5 g Fibra 5 g Grasa 0.7 g Proteína 0.9 g

Sartén de pollo Fajita

Tiempo de preparación: 10 minutos

Tiempo de cocción: 15 minutos

Servicios: 4

ingredientes:

• 2 cucharadas de aceite de oliva virgen extra

• 1/2 cebolla amarilla, en dados

• 2 o 3 dientes de ajo picados

• 1 pimiento verde en espiral

• 1 pimiento rojo en espiral

• 1 pimiento naranja en espiral

• 11/2 libras de pechuga de pollo deshuesada y sin piel, en

dados

• 2 cucharadas taco condimento (aquí)

• Sal

• Pimienta negra recién molida

Indicaciones:

1.In una sartén grande a prueba de horno a fuego medio, calentar el aceite de oliva y saltear la cebolla y el ajo juntos. Después de unos 5 minutos, agregue los fideos de pimiento. Revuelva todo junto y cocine a fuego medio-alto durante 3 a 4 minutos, o hasta que los fideos comiencen a ser tiernos.

2.Añadir el pollo en dados y el condimento de tacos y cocinar durante 6 a 8 minutos, hasta que todos los lados se doren y el pollo se cocina a través de. Sazonar con sal y pimienta y servir caliente.

Nutrición: Calorías 172 Grasa 10g, Proteína 11g, Sodio 360mg, Carbohidratos 1.1g, Fibra 3g

Fideos de calabaza butternut.

Tiempo de preparación: 10 minutos

Tiempo de cocción: 15 minutos

Servicios: 4

ingredientes:

- 6 tazas de fideos de calabaza butternut, en espiral

- 1/2 taza de nueces, picadas

- 1/2 taza de queso parmesano, rallado

- 2 cucharadas Carepelli Aceite de oliva virgen extra

- 1 cebolla picada

- 2 dientes de ajo picados

- 1/4 cucharadita de pimienta negra, molida

- Sal al gusto

Indicaciones:

1.Calentar el aceite a fuego medio.

2.Añadir la cebolla en la sartén y cocinar durante 4 minutos.

(hasta que se vuelve translúcido)

3.Añadir el ajo, dejándolo cocer antes de remover durante 30 segundos.

4.Añadir los fideos, cocinándolos durante unos 10 minutos. Tienden a suavizarse y encogerse cuando se cocinan.

5.Añadir las nueces y remover suavemente.

6.Servir con perejil recién picado y queso parmesano.

Nutrición: Calorías 408 Carbohidratos 5 g Fibra 3 g Grasa 7 g Proteína 5.4 g

Pasta baja en carbohidratos (con pesto de albahaca);

Tiempo de preparación: 10 minutos

Tiempo de cocción: 10 minutos

Porciones: 4

ingredientes:

• 1,16 oz de queso parmesano, rallado

• 1,31 oz de queso mozzarella, rallado

• 4 onzas de queso crema, suavizado

• 1/8 cucharadita de ajo en polvo

• 1/8 cucharadita de pimienta molida

• 1/8 cucharadita de mejorana seca

• 1/8 cucharadita de orégano molido

• 1/8 cucharadita de albahaca seca

• 1/8 cucharadita de estragón seco

• 3 yemas de huevo

Indicaciones:

1.Precalentar el horno.

2.Combinar las yemas de huevo y la crema.

3.Añadir el queso restante (parmesano y mozzarella) en el bol y batir con una batidora de mano.

4.Añadir todas las especias y seguir mezclando.

5. Forrce su bandeja de hornear con papel de pergamino. Extienda su masa uniformemente en la sartén. (usar una espátula)

6.Hornear durante unos 8 minutos mientras se mantiene una estrecha vigilancia sobre él para evitar el exceso de cocción. Baje a 300ºF una vez que note pequeñas burbujas y hornee durante 2 minutos adicionales. (Asegúrese de que todos los lados de la pasta estén hechos)

7.Déjalo enfriar durante unos 15 minutos.

8.Comience a cortar de acuerdo con la forma que desee.

Nutrición: Calorías: 165 Grasa total: 6g Carbohidratos: 1g Proteína: 11g

Pasta proteica

Tiempo de preparación: 3 minutos

Tiempo de cocción: 1 minuto

Servicios: 4

ingredientes:

• 1 1/2 tazas de harina de soja

• 2 cucharadas de proteína de clara de huevo simple en polvo

• 1/4 cucharadita de ajo en polvo

• 1/4 cucharadita de sal

• 1/2 taza de agua

• 1 huevo

• harina de coco, para amasar

Indicaciones::

1. Batir la harina de soja, la proteína en polvo, el polvo de ajo y

la sal hasta que estén bien mezclados.

2. Añadir el huevo y el agua y formarlo en una bola.

3.Amasar con harina de coco hasta que obtenga una bola bien formada y no pegajosa.

4.Enrollar la masa con un rodillo y cortar en tiras delgadas.

5.Hervir un agua con sal.

6.Añadir la pasta y cocinar por sólo un minuto.

7.Escurrir el agua y dejar secar la pasta durante un minuto antes de servir.

Nutrición: Calorías 365 Carbohidratos 4.7 g Fibra 0 g Grasa 10.2 g Proteína 28.9 g

PAJA KETO

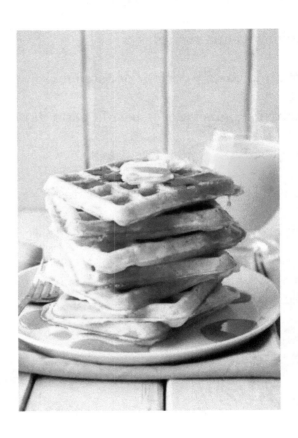

Cajun &Foota Chaffles

Tiempo de preparación: 5 minutos

Tiempo de cocción: 10 minutos

Porciones: 1

ingredientes:

• 1 clara de huevo

• 1/4 taza de queso mozzarella rallado

• 2 tbsps. harina de almendras

• 1 cucharadita Cajun Condimento

• PARA SERVIR

• 1 huevo

• 4 onzas de queso feta

• 1 tomate en rodajas

Indicaciones:

1. Batir juntos huevo, queso y condimentos en un tazón.

2. Encienda y engrase el fabricante de gofres con spray para cocinar.

3. Verter masa en un fabricante de gofres precalentado.

4.Cocine las rozaduras durante unos 2-3 minutos hasta que la paja se cocine.

5. Mientras tanto, freír el huevo en una sartén antiadherente durante aproximadamente 1-2 minutos.

6.Para servir poner huevo frito en pajas con queso feta y rebanada de tomates.

Nutrición: Proteína: 28 Grasa: 64 Carbohidratos: 4

Mantequilla queso zanahoria chaffles

Tiempo de preparación: 5 minutos

Tiempo de cocción: 10 minutos

Porciones: 2

ingredientes:

- Queso crema: 2 cucharadas

- Mantequilla - 1/2 pat

- Zanahoria (triturada) – 1 cucharada

- Edulcorante Splenda – 1 cucharada

- Harina de almendras – 1 cucharada

- Especia de pastel de calabaza – 1 cucharadita

- Vainilla – 1/2 cucharadita

- Polvo de hornear – 1/2 cucharadita

- Huevo – 1

- Pasas (opcional) – 6

- Glaseado

- Queso crema – 1 cucharada

- Mantequilla – 1 palmadita

• Edulcorante (su elección) – 1 cucharadita

Indicaciones:

1.Heat waffle maker

2.Dip un cepillo hecho de silicio en aceite de coco y el fabricante de gofres de cepillo

3.Poner en microondas el queso crema &mozzarella &mantequilla para derretir – 15 seg.

4.Mezclar los otros ingredientes en una licuadora y mezclar hasta que suav

5.Añadir la masa a la fabricante de gofres. A medida que la paja se prepara, caliente la mantequilla y el queso crema en preparación para el glaseado. Mézclelos hasta que suban suaves a medida que agrega el edulcorante.

6.Drizzle la deliciosa mezcla sobre las pajas como prefiera.

Nutrición: Calorías 195 Grasa Total 14.3 g Carbohidratos Totales 4.5 g Azúcar 0.5 g Fibra 0.3 g Proteína 3.2 g

Perlas Provolone-Veggie

Tiempo de preparación: 5 minutos

Tiempo de cocción: 10 minutos

Porciones: 2

ingredientes:

• Queso Provolone (rallado) – 1 taza

• Huevos – 2

• Tomate (en rodajas) – 1 pequeño

• Cebolla (en rodajas) – 1 pequeña

• Brócoli – 1 taza

• Pimienta blanca (según se desee)

• Sal (según se desee)

• Salsa de ostras – 1 cucharada

• Ketchup – 2 cucharadas

• Edulcorante de stevia – 1 cucharadita

• Salsa Worcestershire – 2 cucharadas

Indicaciones:

1.Mix ketchup, edulcorante stevia, salsa Worcestershire y salsa de ostras en un tazón

2.Hervir el brócoli, colar el exceso de agua y luego agregar pimienta y sal para el sabor

3. Pre-calor y grasa waffle fabricante

4.Mezclar huevos e ingredientes de paja en un tazón

5.Verter la mezcla en el plato de gofres y extender uniformemente y cocinar hasta crujiente

6.Deje que las chaffles se enfríen por un minuto y luego sirva con verduras y salsa ya preparadas

Nutrición: Calorías 174 Grasa 8.2g Proteína 1.7g

Carbohidratos: 3

Rozaduras crujientes con salchicha

Tiempo de preparación: 5 minutos

Tiempo de cocción: 10 minutos

Porciones: 2

ingredientes:

- 1/2 taza de queso cheddar

- 1/2 cucharadita de levadura en polvo

- 1/4 taza de claras de huevo

- 2 cucharaditas de especias de calabaza

- 1 huevo entero

- 2 salchichas de pollo

- 2 rebanadas de tocino

- sal y pimienta al gusto

- 1 cucharadita de aceite de aguacate

Indicaciones:

1.Mezclar todos los ingredientes en un bol.

2.Deje que la masa se siente mientras el hierro del gofre se calienta.

3. Rocíe el hierro del gofre con el aerosol antiadherente.

4.Verter masa en el fabricante de gofres y cocinar de acuerdo con las instrucciones del fabricante.

5.Mientras tanto, calentar el aceite en una sartén y freír el huevo, de acuerdo a su elección y transferirlo a un plato.

6.In la misma sartén, freír la rebanada de tocino y la salchicha a fuego medio durante unos 2-3 minutos hasta que se cocine.

7.Una vez que las rozaduras se cocinan bien, retíralas del fabricante.

8.Servir con huevo frito, rodaja de tocino, salchichas y disfrutar!

Nutrición: Proteína: 22 Grasa: 74 Carbohidratos: 3

Tazón de desayuno de chaffles

Tiempo de preparación: 2 minutos

Tiempo de cocción: 5 minutos

Porciones: 2

ingredientes:

• 1 huevo

• 1/2 taza de queso cheddar triturado

• pizca de condimento italiano

• 1 cucharada de salsa de pizza

• COBERTURA

• 1/2 aguacate cortado en rodajas

• 2 huevos cocidos

• 1 tomate, mitades

• 4 onzas de hojas de espinacas frescas

Indicaciones:

1.Precaliente sufabricado y grasa con spray de cocina.

2.Crack un huevo en un tazón pequeño y batir con

condimento italiano y salsa de pizza.

3.Añadir queso rallado a la mezcla de huevo y especias.

4.Verter 1 cucharada de queso rallado en un fabricante de gofres y cocinar durante 30 segundos.

5.Pour Masa de chaffles en el fabricante de gofres y cerrar la tapa.

6.Cocine las rozaduras durante unos 4 minutos hasta que estén crujientes y marrones.

7.Retire cuidadosamente las rozaduras del fabricante.

8.Servir en la cama de espinacas con huevo cocido, rodaja de aguacate y tomates.

9.¡Disfruta!

Nutrición: Proteína: 23 Grasa: 66 Carbohidratos: 5

Chaffles de la mañana con bayas

Tiempo de preparación: 2 minutos

Tiempo de cocción: 5 minutos

Porciones: 4

ingredientes:

• 1 taza de claras de huevo

• 1 taza de queso cheddar, rallado

• 1/4 taza de harina de almendras

• 1/4 taza de crema pesada

• COBERTURA

• 4 onzas. frambuesas

• Fresas de 4 onzas.

• 1 onza de copos de chocolate keto

• 1 oz. queso feta.

Indicaciones:

1. Precaliente su fabricante de gofres cuadrados y grasa con spray de cocina.

2.Batir la clara de huevo en un bol pequeño con harina.

3.Añadir queso rallado a las claras de huevo y la mezcla de harina y mezclar bien.

4.Añadir crema y queso a la mezcla de huevos.

5.Vierta la masa de chaffles en un fabricante de gofres y cierre la tapa.

6.Cocine las rozaduras durante unos 4 minutos hasta que estén crujientes y marrones.

7.Retire cuidadosamente las rozaduras del fabricante.

8. Servir con bayas, queso y chocolate en la parte superior.

9.¡Disfruta!

Nutrición: Proteína: 28 Grasa: 67 Carbohidratos: 5

PRINCIPAL, LADO Y VEGETAL

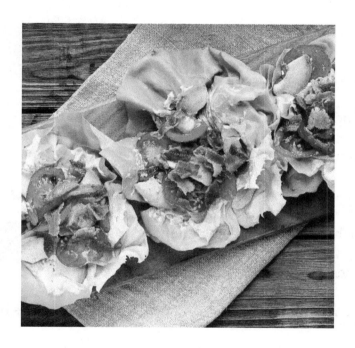

Delicia de coles de Bruselas

Tiempo de preparación: 10 minutos

Tiempo de cocción: 8 minutos

Porciones: 4

ingredientes:

• 2 cucharadas de aceite de oliva

• 2 dientes de ajo picados

• 2 cucharadas de aminoácidos de coco

• y 1/2 libras coles de Bruselas, a la mitad

• onzas de agua

• y 1/2 cucharadita de pimienta blanca

Indicaciones:

1.Ponga el aceite en su olla instantánea, agregue ajo, coles de Bruselas, aminoácidos, agua y pimienta blanca, revuelva, cubra y cocine en High durante 8 minutos.

2.Dividir entre platos y servir como guarnición.

3.¡Disfruta!

Nutrición: Calorías 162, grasa 2, fibra 1, carbohidratos 2,

proteína 5

Chuletas de cordero de ajo

Tiempo de preparación: 35 minutos

Tiempo de cocción: 5 minutos

Porciones: 2

ingredientes:

- 1/4 taza de aceite de oliva

- 1/4 taza de menta, fresca y picada

- 8 chuletas de costilla de cordero

- cucharada de ajo picado

- cucharada de romero, fresco y picado

Indicaciones:

1. Añadir romero, ajo, menta, aceite de oliva en un bol y mezclar bien.

2. Mantenga una cucharada de la mezcla en el lado para su uso posterior.

3. Lanzar chuletas de cordero en el adobo, dejándolos marinar durante 30 minutos.

4. Precalentar la sartén de hierro fundido a fuego medio-alto.

5.Añadir cordero y cocinar durante 2 minutos por lado para medio-raro.

6.Dejar reposar el cordero durante unos minutos y rociar el adobo restante.

7.Servir y disfrutar!

Nutrición: Calorías: 566 Grasa: 40g Carbohidratos: 2g

Proteína: 47g Fibra: 1g Carbohidratos netos: 1g

Setas portobello aromáticas

Tiempo de preparación: 10 minutos

Tiempo de cocción: 10 minutos

Porciones: 2

ingredientes:

- 2 setas Portobello, despalilladas y limpiadas

- cucharadita de ajo picado

- 1/4 cucharadita de romero seco

- cucharada de vinagre balsámico

- 1/4 taza de queso provolone rallado

- 4 cucharadas de aceite de oliva

- Sal y pimienta al gusto

Indicaciones:

1.In un horno, coloque el estante a 4 pulgadas de distancia de la parte superior y precaliente el pollo de engorde.

2.Prepare un plato de hornear rociando con aerosol de cocina ligeramente.

3. Sin tallo, coloque el lado de la branquia de la seta hacia arriba.

4.Mezclar bien el ajo, el romero, el vinagre balsámico y el aceite de oliva en un bol pequeño. Sazonar con sal y pimienta al gusto.

5.Llovizna sobre setas igualmente.

6.Marinar durante al menos 5 minutos antes de entrar en el horno y asar durante 4 minutos por lado o hasta que esté tierno.

7. Una vez cocinado, retirar del horno, espolvorear el queso, volver a la parrilla y asar durante un minuto o dos o hasta que el queso se derrita.

8.Retire del horno y servir de inmediato.

Nutrición: Calorías: 168 Grasa: 5.1g Carbohidratos: 21.5g Proteína: 8.6g

Almendra empanada pollo bondad

Tiempo de preparación: 15 minutos

Tiempo de cocción: 15 minutos

Porciones: 2

ingredientes:

• 2 pechugas de pollo grandes, deshuesados y sin piel

• 1/3 taza de jugo de limón

• 11/2 tazas de harina de almendras sazonadas

• 2 cucharadas de aceite de coco

• Pimienta de limón, al gusto

• Perejil para decoración

Indicaciones:

1.Slice hicken pecho por la mitad.

2.Pound hacia fuera cada mitad hasta un 1/4 de pulgada de espesor.

3.Poner una sartén a fuego medio, añadir aceite y calentarlo.

4. Sumerja cada rebanada de pechuga de pollo en jugo de limón y déjelo reposar durante 2 minutos.

5. Rotación y deje que el otro lado se siente durante 2 minutos, así.

6.Transferir a la harina de almendras y cubrir ambos lados.

7.Añadir pollo recubierto al aceite y freír durante 4 minutos por lado, asegurándose de espolvorear pimienta de limón liberalmente.

8.Transferir a una hoja forrada de papel y repetir hasta que todo el pollo esté frito.

9.Desmbarca con perejil y disfruta.

Nutrición: Calorías: 325 Grasa: 24g Carbohidratos: 3g

Proteína: 16g Fibra: 1g Carbohidratos netos: 1g

Coliflor y plato de huevo

Tiempo de preparación: 5 minutos

Tiempo de cocción: 12 minutos

Porciones: 2

ingredientes:

• 4 oz de flores de coliflor, picadas

• pimiento jalapón en rodajas

• huevos

• 1/2 cucharada de aceite de aguacate

• Condimentos:

• 1/4 cucharadita de sal

• 1/8 cucharadita de pimienta negra molida

Indicaciones:

1.Tomar una sartén, colocarla a fuego medio, añadir aceite y

cuando esté caliente, añadir floretes de coliflor y jalapén y

luego cocinar durante 5 a 7 minutos hasta que estén tiernas.

2.Haga dos espacios en la sartén, rompa un huevo en cada espacio y luego cocine durante 3 a 4 minutos hasta que los huevos se hayan cocinado al nivel deseado.

3. Cuando haya terminado, espolvoree sal y pimienta negra sobre los huevos y luego sirva.

Nutrición: 193 Calorías; 15,3 g Grasas; 7,9 g Proteína; 3,3 g Carbohidrato neto; 0,9 g Fibra;

Té a prueba de balas

Tiempo de preparación: 5 minutos

Tiempo de cocción: 0 minutos

Porciones: 2

ingredientes:

• 1/4 cucharadita de canela

• 2 tazas de té fuerte

• 2 cucharadas de aceite de coco

• 2 cucharadas de leche de coco

Indicaciones:

1.Distribuir el té entre dos tazas, añadir los ingredientes restantes de manera uniforme y luego remover hasta que se mezcle.

2.Servir.

Nutrición: 151 Calorías; 17 g Grasas; 0 g Proteína; 1 g Carbohidrato neto; 0 g Fibra;

Té con coco

Tiempo de preparación: 10 minutos

Tiempo de cocción: 0 minutos

Porciones: 2

ingredientes:

• 2 bolsitas de té con sabor a canela

• 2 cucharadas de aceite MCT

• 1/4 taza de leche de coco, sin azúcar

• 2 tazas de agua hirviendo

Indicaciones:

1.Vierta agua hirviendo entre dos tazas, agregue un té en cada taza y déjelas empinadas durante 5 minutos.

2. Mientras tanto, tome una cacerola pequeña, colócala a fuego medio, vierta la leche y caliente durante 3 minutos o más hasta que esté caliente.

3. Después de 5 minutos, retire las bolsas de té de las tazas, revuelva la leche y el aceite de MCT usando un frother de leche hasta que se combine y luego sirva.

Nutrición: 191 Calorías; 16 g Grasas; 11 g proteína; 2 g

Carbohidrato neto; 0 g Fibra;

Boniatos especiales

Tiempo de preparación: 10 minutos

Tiempo de cocción: 10 minutos

Porciones: 8

ingredientes:

• agua de taza

• cucharada de cáscara de limón, rallado

• cucharadas de stevia

• Una pizca de sal marina

• batatas peladas y cortadas en rodajas

• 1/4 taza de ghee

• 1/4 taza de jarabe de arce

• taza de pecanas, picadas

• 1 cucharada de polvo de arrurruz

• Pecanas enteras para guarnición

Indicaciones:

1.Vierta el agua en su olla instantánea, agregue cáscara de limón, stevia, batatas y sal, revuelva, cubra, cocine en High durante 10 minutos y transfiételos a un plato.

2.Set su olla instantánea en modo salteado, añadir el ghee y calentarlo

3.Añadir nueces, jarabe de arce en polvo de arrurruz, remover muy bien y cocinar durante 1 minuto,

4.Dividir las batatas entre platos, rociar la salsa de nueces por todas partes, tapar con nueces enteras y servir.

5.¡Disfruta!

Nutrición: Calorías 162, grasa 2, fibra 1, carbohidratos 5, proteína 6

Cremoso de brócoli estofado

Tiempo de preparación: 10 minutos

Tiempo de cocción: 20 minutos

Porciones: 4

ingredientes:

• taza de crema pesada

• oz. Queso parmesano

• taza de flores de brócoli

• Zanahorias cortadas en rodajas

• 1/2 cucharada de pasta de ajo

• 1/4 cucharada de polvo de cúrcuma

• Sal y pimienta negra, al gusto

• 1/2 taza Caldo de verduras

• cucharada de mantequilla

Indicaciones:

1. Derretir la mantequilla en modo salteado. Añadir el ajo y

saltear durante 30 segundos. Añadir el brócoli y las

zanahorias, y cocinar hasta que esté suave, durante 2-3 minutos. Sazonar con sal y pimienta.

2.Revuelva en el caldo de verduras y selle la tapa. Cocine en modo carne / guiso durante 40 minutos. Cuando esté listo, haga una liberación rápida de presión. Revuelva en la crema pesada.

Nutrición: Calorías 239, Proteína 8g, Carbohidratos netos 5.1g, Grasa 21.4g

SOPA Y GUISOS

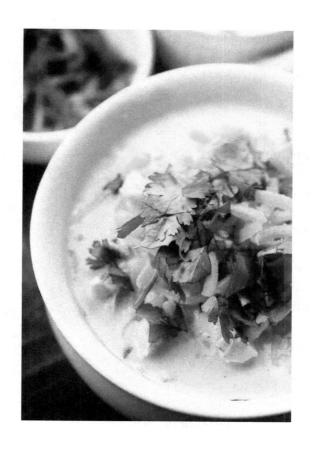

Tocino y sopa de queso

Tiempo de preparación: 15 minutos

Tiempo de cocción: 40 minutos

Porciones: 6

ingredientes:

- libra de carne molida magra

- 6 rodajas de tocino sin curar

- 6 tazas de caldo de ternera

- taza de crema pesada

- taza de queso cheddar rallado

- 1 cebolla amarilla picada

- 1 cucharadita de ajo en polvo

- 1/2 cucharadita de cebolla en polvo

- 1/2 cucharadita de comino

- 1/2 cucharadita de pimentón

- 1/2 taza de crema agria, para servir

- 1 cucharada de aceite de coco, para cocinar

Indicaciones:

1.Añadir el aceite de coco a una sartén y cocinar el tocino hasta que esté crujiente. Deje que el tocino se enfríe y corte en trozos pequeños. reservar.

2.Una vez cocido, añadir la carne molida magra a la misma sartén con la grasa de tocino y cocinar hasta que se dore.

3.Añadir las cebollas y cocinar durante otros 2 a 3 minutos.

4.Añadir todos los ingredientes menos el tocino, crema pesada, crema agria y queso a un almacén y remover. Cocine durante 25 minutos.

5.Calentar la crema pesada, y luego añadir la crema calentada y queso y servir con el tocino y una cucharada de crema agria.

Nutrición: Calorías: 498 Carbohidratos: 5g Fibra: 1g

Carbohidratos netos: 4g Grasa: 34g Proteína: 41g

Sopa de pollo cursi

Tiempo de preparación: 20 minutos

Tiempo de cocción: 33-40 minutos

Porciones: 6

ingredientes:

- 2 pechugas de pollo deshuesadas y sin piel

- 2 tazas de caldo de pollo

- 2 tazas de agua

- taza de queso crema batido

- 1/2 taza de queso cheddar rallado

- cebolla amarilla picada

- dientes de ajo picados

- cucharadita de chile en polvo

- 1/2 cucharadita de comino

- 1/2 cucharadita de sal

- 1/4 cucharadita de pimienta negra

- 1 cucharada de aceite de coco, para cocinar

Indicaciones:

1.Calentar una sartén grande a fuego medio con una cucharada de 1/2 del aceite de coco.

2. Dorar las pechugas de pollo hasta que se cocinen. reservar.

3.Añadir el ajo y la cebolla a una bolsa grande con la 1 cucharada restante del aceite de coco y saltear hasta que sea translúcido a fuego bajo a medio. Esto debería tomar alrededor de 3 a 5 minutos.

4.Añadir este caldo de pollo y agua.

5.Batir en el queso crema y seguir silbando a fuego bajo a medio hasta que se combine.

6.Añadir las especias y llevar a ebullición.

7. Mientras el agua está hirviendo, corte el pollo en trozos del tamaño de un bocado y añádale a la bolsa.

8.Reducir a fuego lento y cocinar durante 30 a 35 minutos.

9.Remover en el queso cheddar y servir.

Nutrición: Calorías: 157 Carbohidratos: 5g Fibra: 1g

Carbohidratos netos: 4g Grasa: 7g Proteína: 17g

Salsa buttery dijon

Tiempo de preparación: 5 minutos

Tiempo de cocción: 0 minutos

Porciones: 2

ingredientes:

• 3 partes de mantequilla marrón

• Vinagre de 1 parte o jugo de cítricos o un combo

• Mostaza de Dijon fuerte de 1 parte

• Un pequeño puñado de perejil de hoja plana (opcional)

• 3/4 cucharadita de pimienta recién molida

• cucharadita de sal

Indicaciones:

1. Coloque todo a un procesador de alimentos y blitz hasta que sea suave.

2. También puede mezclar esto con una licuadora de inmersión. Use inmediatamente o guárdelo en el refrigerador hasta por un día. Mezclar de nuevo antes de su uso.

Nutrición: Calorías: 306 Grasa: 34.4g Carbohidratos: 0.7g

Proteína: 0.4g

postre

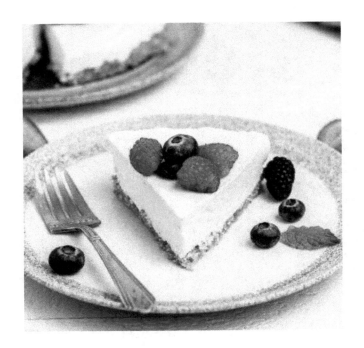

Pastel de queso de mantequilla de maní sin hornear

Tiempo de preparación: 15 minutos

Tiempo de cocción: 6 minutos

Porciones: 4

ingredientes:

• Corteza:

• Harina de almendras 1 1/2 tazas

• Cacao 1/3 taza

• Sustituto bajo en carbohidratos del azúcar o Swerve 1/4 taza

• Mantequilla derretida 5 cucharadas.

• Crema batida estabilizada:

• Gelatina alimentada con pasto 1 cucharadita.

• Coldwater 4 cucharaditas.

• Crema batidora pesada 1 taza

• Swerve Confectioners En polvo edulcorante 1/4 taza

• Llenado:

• Queso crema temperatura ambiente 24 oz.

- Sustituto bajo en azúcar en carbohidratos o Swerve 1/2 taza

- Extracto de vainilla 1 cucharadita.

- Mantequilla de cacahuete 1 1/4 taza

- Ganache de chocolate:

- Mantequilla 3 cucharadas.

- Chocolate para hornear sin despeje 1 oz.

- Swerve Confectioners En polvo Edulcorante 2 cucharadas.

- Extracto de vainilla 1/4 cucharadita.

Indicaciones:

1. Crust:

2. Vierta los ingredientes de la corteza en una sartén de 9 pulgadas. Presione para formar la corteza

3. Crema batida estabilizada:

4. Combine agua fría y gelatina en una cacerola pequeña; dejar reposar a denso.

5. Revuelva rápidamente a fuego lento hasta que la gelatina se disuelva.

6.Retire del calor; refrigerar.

7.Con edulcorante en polvo, crema de látigo hasta que esté ligeramente caliente.

8.Añadir la gelatina a la crema batida mientras se bate constantemente.

9.Whip hasta que sea rígido, a un ritmo alto. Colocar a un lado.

10.Relleno:

11.In un tazón grande usando una batidora eléctrica, mezclar el edulcorante, queso crema, yogur, y mantequilla de maní hasta que esté bien mezclado.

12.Doblar en crema batida saludable, suavemente.

13.Verter sobre el relleno de la corteza y alisar el extremo con una espátula de goma.

14.Enfríe durante casi 4 horas, hasta que esté firme.

15.Run cuchillo alrededor del borde de la tarta de queso, a continuación, cortar el lado de la forma de resorte.

16.Ganache de chocolate:

17.Melt la mantequilla y el chocolate en un microondas

caliente o cacerola.

18.Añadir en vainilla y edulcorante.

19.Drizzle salsa de chocolate sobre tarta de queso.

Nutrición: Calorías 432 Grasa Total 12 g Carbohidratos Totales

3 g Azúcar 2 g Fibra 14 g Proteína 34 g

Plazas de pastel de avellana

Tiempo de preparación: 10 minutos

Tiempo de cocción: 25 minutos

Porciones: 8

ingredientes:

- 2 tazas de harina de almendras

- 3 huevos

- cucharadita de extracto de almendra

- 3/4 taza de crema pesada

- Una pizca de sal marina

- 1/2 taza de aceite de coco

- 1/2 taza de avellanas, picadas

- 3/4 cucharadita de polvo para hornear

- taza Erythritol

- 1/2 cucharadita de canela molida

- 1/4 cucharadita de cardamomo molido

Indicaciones:

1.Set el horno a 365 ° F. Cubra la parte inferior de su sartén con papel de pergamino.

2. Combine a fondo la comida de almendras, polvo de hornear, Eritritol, canela, cardamomo y sal.

3. Después de eso, revuelva el aceite de coco, los huevos, el extracto de almendras y la crema pesada; batir hasta que todo esté bien incorporado.

4.Revuelva en las avellanas picadas. Raspe la masa en la sartén.

5.Hornear en el horno durante al menos 25 minutos.

Nutrición: 241 Calorías 23.6g Grasa 3.7g Carbohidratos 5.2g Proteína 1g Fibra

Muffins de plátano

Tiempo de preparación: 10 minutos

Tiempo de cocción: 18 minutos

Porciones: 12

ingredientes:

- 3 huevos grandes

- 2 tazas de plátanos, puré (3-4 plátanos medianos)

- 1/2 taza de mantequilla de almendras (también se puede utilizar mantequilla de cacahuete)

- 1/4 taza de mantequilla (también se puede usar aceite de oliva)

- 1 cucharadita de vainilla

- 1/2 taza de harina de coco (también se puede usar harina de almendras)

- 1 cucharada de canela

- 1 cucharadita de levadura en polvo

- 1 cucharadita de bicarbonato de sodio

- Pellizcar sal marina

- 1/2 taza de chips de chocolate

Indicaciones:

1. Precaliente su horno a 356 grados F.

2. Forro una bandeja de muffin de 12 tazas con revestimientos de papel.

3. Batir huevos con mantequilla de almendras, vainilla, mantequilla y puré de plátanos en un tazón grande.

4. Revuelva en harina de coco, bicarbonato de sodio, canela, polvo de hornear y sal. Mezclar bien con una cuchara de madera.

5. Divida esta masa en las tazas de muffin y luego hornéelos durante 18 minutos.

6. Deje que se enfríen y luego refrigere durante 30 minutos.

7. Disfruta.

Nutrición: Calorías 139 Grasa Total 4.6 g Carbohidratos Totales 2.5 g Azúcar 6.3 g Fibra 0.6 g Proteína 3.8 g

Tomas de pudín expreso

Tiempo de preparación: 10 minutos + tiempo de enfriamiento

Tiempo de cocción: 0 minutos

Porciones: 6

ingredientes:

- 2 cucharaditas de mantequilla, suavizada
- Una pizca de nuez moscada rallado
- cucharadita de extracto puro de vainilla
- 4 onzas de aceite de coco
- cucharadas de Eritritol en polvo
- onzas crema de leche de coco
- cucharadita de polvo de espresso

Indicaciones:

1. Derretir la mantequilla y el aceite de coco en una caldera doble a fuego medio-bajo.

2. Añadir los ingredientes restantes y remover para combinar.

3. Verter en moldes de silicona.

Nutrición: 218 Calorías 24.7g Grasa 1.1g Carbohidratos 0.4g Proteína 0.7g Fibra

Galletas de coco sin hornear- Keto y Vegan

Tiempo de preparación: 12 minutos

Tiempo de cocción: 6 minutos

Porciones: 20

ingredientes:

• 2 1/2 tazas de coco sin azúcar triturado que utilicé finamente triturado

• 1/2 taza de harina de almendras escaldadas

• 1/3 taza de aceite de coco

• 1/2 taza de jarabe de arce utilicé jarabe de arce keto, para mantenerlo keto

Indicaciones:

1.Cubrir un papel de pergamino en un plato o una bandeja de hornear y reservar.

2.Agregue todos los ingredientes en una licuadora de alta velocidad o un tazón de mezcla hasta que quede una masa gruesa.

3.Formar pequeñas bolas de masa usando ambas manos o una cucharada de galletas y ponerlos en un plato o bandeja. Presione cada bola en forma de galleta. Congelar, cuando sólido, durante quince min.

Nutrición: Calorías 321 Grasa Total 11 g Carbohidratos Totales

2 g Azúcar 4 g Fibra 12 g Proteína 32 g

Bollos de desayuno

Tiempo de preparación: 10 minutos

Tiempo de cocción: 25 minutos

Porciones: 4

ingredientes:

- 3 claras de huevo, temperatura ambiente

- 1 huevo, temperatura ambiente

- 1/4 taza de agua caliente hirviendo

- 1/4 taza de harina de almendras

- 1/4 taza de harina de coco

- 1 cucharada de polvo de cáscara de psyllium

- 1 cucharadita de levadura en polvo

- Semillas de sésamo, para espolvorear

Indicaciones:

1. Precaliente su horno a 356 grados F.

2. Añadir todo a un procesador de alimentos y mezclar durante 20 segundos hasta que suavidad.

3. Déjalo reposar durante 20 minutos y luego divide la masa en 4 partes iguales.

4.Dar forma a la masa en bollos y luego colocarlos en una hoja de hornear forrado con papel de cera.

5.Anotar la parte superior de cada bollo con un tenedor y espolvorear semillas de sésamo en la parte superior.

6.Hornear los bollos durante 25 minutos hasta que estén dorados.

7.Disfruta.

Nutrición: Calorías 200 Grasa Total 11.1 g Carbohidratos Totales 1.1 g Azúcar 1.3 g Fibra 0.4 g Proteína 0.4 g

Pastel de mantequilla de maní de chocolate

Tiempo de preparación: 12 minutos

Tiempo de cocción: 6 minutos

Porciones: 20

ingredientes:

- 1 oz. Chocolate panaderos sin despedado

- 2-3 cucharadas de mantequilla de maní

- 2 cucharadas. mantequilla

- 1 cucharada. Crema batidora pesada

- 1 huevo grande

- 2 cucharadas de eritritol

- 5-7 Stevia líquida

- 1 cucharada de cacao en polvo sin azúcar

- 2 cucharaditas de harina de coco

- 1/4 cucharadita. Polvo de hornear

Indicaciones

1.Combine chocolate y mantequilla para derretir durante 30 segundos en un recipiente seguro para microondas.

2.Añadir en leche, huevo y stevia gotas a chocolate & mezcla de mantequilla. Colocar a un lado.

3.In un plato pequeño, agregue todos los ingredientes secos: eritritol, leche de coco, harina de coco y polvo para hornear.

4. Mezclar ingredientes secos en ingredientes húmedos hasta que se produzca una masa suave, clara y húmeda.

5. Coloque la mitad de la masa en su springform o engrasada ramekin pan.

6.Poner mantequilla de maní en el medio, sin hacer que se derrame por los lados.

7.Verter el resto sobre la mantequilla de maní.

8.Hornear durante 13-15 minutos en un horno de 400 grados.

9. Te darás cuenta de que está terminado cuando los lados son sólidos, y el medio siempre parece un poco jiggly / no completamente horneado.

10.Servir de inmediato y disfrutar de ella.

Nutrición: Calorías 213 Grasa Total 13 g Carbohidratos Totales 1 g Azúcar 5 g Fibra 21 g Proteína 46 g

CPSIA information can be obtained
at www.ICGtesting.com
Printed in the USA
BVHW051033070921
616221BV00006B/639

9 781802 973228